Inhaltsverzeichnis

Vorwort	...2
Empfang	...5
Anamnese	11
Massage	22
Manuelle Therapie	27
PNF	38
Mulligan	43
Übungen	46
Gangschule	54
Lymphdrainage	56
Elektrotherapie	60
Beckenboden Gymnastik	63
Atemtherapie	67
Nützliches	70
Schlusswort	72
Literaturverzeichnis	73

Vorwort

Wer bin ich?

Ich heiße Caroline Braun und bin die Autorin des "Little Physio".

Ich habe Übersetzung studiert und mehrere Jahre lang als selbstständige Übersetzerin gearbeitet bevor ich einen vollkommen anderen Weg einschlug und Physiotherapeutin wurde.

Nun arbeite ich seit über zehn Jahren als Physiotherapeutin, anfangs im Krankenhaus und anschließend in verschiedenen Praxen.

Warum der Little Physio?

Während all der Jahre sind mir häufig die Verständigungsprobleme zwischen Therapeuten und ausländischen Patienten aufgefallen. Diese führten teilweise zu katastrophalen Folgen für die Therapie und Heilung der Patienten.

Viele Menschen denken, es sei die Aufgabe des Patienten sich die Landessprache anzueignen. Jedoch ist dies nicht immer möglich oder die Kenntnisse des Patienten sind einfach noch nicht gut genug um sich zu verständigen.

Außerdem sind manche Patienten nur für kurze Zeit in Deutschland, beispielsweise im Urlaub, um ihre Familie zu besuchen oder aus geschäftlichen Gründen.

Meine Rolle als Physiotherapeutin ist es nicht zu urteilen, sondern zu behandeln. Dafür ist es meine Aufgabe einen Weg zu finden, die Behandlung bestmöglich durchzuführen.

Das ist der Grund warum ich den Little Physio geschaffen habe.

Dieser Übersetzer besteht aus hunderten von Sätzen, die es dem Therapeuten ermöglichen, mit dem ausländischen Patienten zu kommunizieren und somit die Behandlung viel schneller und einfacher auszuführen.

Zur einfachen Handhabung ist dieses Buch in mehrere Kapitel wie „Empfang", „Massage", „Übungen","Lymphdrainage" etc. eingeteilt.

Somit lässt sich der benötigte Satz viel einfacher und schneller finden.

Um das Buch zu ergänzen, haben Sie die Möglichkeit sich die App für Ihr Handy, Android Tablet oder auch iPhone oder iPad zuzulegen.

Die App „Littlephysio" ist im Google-PlayStore sowie im AppStore von Apple erhältlich.

Die App ist eine Audioversion des Buches, die es Ihrem Handy oder Tablet ermöglicht an Ihrer Stelle zu „sprechen".
Sie tippen auf den gewünschten Satz und Ihr Handy gibt den Satz in der Sprache des Patienten wieder.

Ein Demo-Video finden Sie auf youtube oder auf littlephysio.com

Ich denke, man entscheidet sich dazu Physiotherapeut zu werden, um seinem Nächsten zu helfen. Und dabei sollte es egal sein, ob er unsere Sprache spricht oder nicht.

Dies ist nun möglich :)

Caroline Braun

Empfang

Reception

1. Guten Tag
Hello

2. Ich heiße...
My name is

3. Haben Sie ein Rezept vom Arzt?
Do you have a doctor's prescription?

4. JA
Yes

5. NEIN
No

6. Haben Sie Ihre Versicherungskarte?
Do you have your insurance card?

7. Können Sie das nächste mal die Karte bringen?

Would you please bring the insurance card next time?

8. Können Sie mir bitte Ihre Telefonnummer aufschreiben?

Would you please write down your phone number?

9. Da ist ein Fehler beim Rezept, Sie müssen wieder zum Arzt damit er Ihnen ein neues Rezept gibt.

There is a mistake in the prescription. You have to go back to your doctor and have him issue a new one.

10. Haben Sie einen Bericht / Röntgen, CT-Bilder vom Arzt?

Do you have a report / X-ray / CT- images from your doctor?

11. Können Sie das nächste Mal die Bilder, den Bericht mitnehmen?

Would you please bring the x-rays / the report with you next time?

12. Da sind Ihre Termine

Here are your appointments

13. Wenn die Termine für Sie nicht gehen, sagen Sie es mir.

If these appointments don't work for you, please let me know.

14. Da geht es nicht?

This one doesn't work?

15. An dem Tag nicht?

Not on this day at all?

16. Lieber Vormittags

Rather in the morning?

17. Lieber Nachmittags

Rather in the afternoon?

18. Montag

Monday

19. Dienstag

Tuesday

20. Mittwoch
Wednesday

21. Donnerstag
Thursday

22. Freitag
Friday

23. Samstag
Saturday

24. Sonntag
Sunday

25. Es tut mir Leid, Sie sind zu früh
I'm sorry, you are too early

26. Es tut mir Leid, Sie sind zu spät
I'm sorry you are too late

27. Diese Woche geht es nicht
This week won't work

28. Heute geht es nicht
Today doesn't work

29. Erst nächste Woche
Not before next week

30. Erst nächsten Monat
Not before next month

31. Die Therapeutin / der Therapeut ist in Urlaub
The therapist is on vacation

32. Die Therapeutin / der Therapeut ist krank
The therapist is ill

33. Wollen Sie zum anderen Therapeut ?
Would you like to work with a different therapist?

34. JA
Yes

35. NEIN
No

36. Wollen Sie bei demselben Therapeut / derselben Therapeutin bleiben?

Would you like to continue with the same therapist?

37. Wollen sie warten bis der Therapeut / die Therapeutin wieder da ist?

Would you rather wait until your therapist is back?

38. Hier ist Ihre Rechnung.

Here is your bill.

39. Wollen Sie jetzt Zahlen?

Would you like to pay now?

40. Wollen Sie bar zahlen?

Do you want to pay cash?

Anamnese

Anamnesis

1. Ziehen Sie sich aus bitte
Please undress

2. Können Sie Ihr Oberteil ausziehen?
Can you please take off your top ?

3. Können Sie Ihre Hose ausziehen?
Can you please take off your pants?

4. Können Sie ihren Rock ausziehen?
Can you please take off your skirt?

5. Haben Sie Schmerzen?
Are you in pain?

6. Ja
Yes

7. Nein
No

8. Zeigen Sie mir wo Sie Schmerzen haben
Show me where it hurts

9. Wo haben Sie Schmerzen?
Where does it hurt?

10. Strahlen Sie in den Arm aus?
Is the pain radiating into your arm?

11. Strahlen Sie in das Bein aus?
Is the pain radiating into your leg?

12. Bis wohin strahlen die Schmerzen?
Where does the pain radiate into?

13. Zeigen Sie es mir
Show me

14. Haben Sie Taubheitsgefühle?
Do you feel numbness?

15. Wo?

Where?

16. Haben Sie Lähmungserscheinungen?

Do you have paralytic symptoms?

17. Haben Sie Ameisenlaufen?

Do you feel formication?

18. Wo?

Where?

19. Seit wann?

When did it start?

20. Seit Tagen

For days

21. Seit Wochen

For weeks

22. Seit Monaten

For months

23. Seit Jahren

For years

24. Wie ist der Schmerz?

What does the pain feel like?

25. Stechend

Acute

26. Dumpf

Dull

27. Ziehend

Dragging

28. Ist der Schmerz langsam entstanden?

Did the pain develop slowly?

29. Ist der Schmerz schnell entstanden?

Did the pain develop fast?

30. Hält der Schmerz lange?

Does the pain last for a long time?

31. Mehrere Sekunden
Several seconds

32. Mehrere Minuten
Several minutes

33. Mehrere Stunden
Several hours

34. Mehrere Tage
Several days

35. Hatten Sie einen Unfall?
Did you have an accident?

36. Sind Sie schon behandelt worden?
Have you had treatment yet?

37. Ja
Yes

38. Nein
No

39. Haben sie Bluthochdruck?

Do you have high blood pressure?

40. Haben Sie Diabetis?

Do you have diabetes?

41. Ist Ihnen schwindelig?

Are you dizzy?

42. Sind Sie schwanger?

Are you pregnant?

43. Im wievielten Monat?

What month?

44. Nehmen Sie Schmerzmittel?

Do you take pain killers?

45. Nehmen Sie Blutverdünnungsmedikamente / Medikamente ?

Do you take blood thinning medication?

46. Haben Sie Probleme mit der Schilddrüse?

Do you have problems with your thyroid?

47. Haben Sie Herzprobleme?
Do you have heart problems?

48. Haben Sie Kopfschmerzen?
Do you have a headache?

49. Sind Sie operiert worden?
Did you have surgery?

50. Wann sind Sie operiert worden?
When did you have surgery?

51. Vor Tagen
A few days ago

52. Vor Monaten
A few months ago

53. Vor Jahren
A few years ago

54. Sie müssen zum Arzt gehen
You have to see a doctor.

55. Haben Sie Schmerzen bei Belastung?

Does it hurt when you are moving?

56. Haben Sie Ruheschmerzen?

Do you have pain while resting?

57. Wann sind die Schmerzen am schlimmsten?

When does it hurt most? When is the pain worst?

58. Morgens

In the morning

59. Abends

In the evening

60. Nachts

At night

61. Immer gleich

Always the same

62. Beim Gehen aufwärts

While going up

53. Beim Gehen abwärts
While going down

54. Beim Treppenhochsteigen
Going up the stairs

55. Beim Treppenruntersteigen
Going down the stairs

56. Beim langen Sitzen?
While sitting for a long time

57. Nach langem Sitzen?
After sitting for a long time

58. Bei kleinen Bewegungen?
While doing small movements?

59. Waren Sie im Krankenhaus /Kur?
Were you in the hospital / in rehab?

70. Wie lange?
For how long?

71. MehrereTage

Several days

72. Mehrere Wochen

Several weeks

73. Mehrere Monate

Several months

74. Wann sind Sie vom Krankenhaus entlassen worden?

When did you get discharged from the hospital?

75. Gestern

Yesterday

76. Vorgestern

The day before yesterday

77. Vor ein Paar Tagen

A few days ago

78. Wieviele ?

How many?

79. Vor ein Paar Wochen
   A few weeks ago

80. Vor ein Paar Monaten
   A few months ago

Massage

Massage

1. Ziehen Sie sich aus bitte
Please get undressed

2. Können Sie Ihr Oberteil ausziehen?
Can you please take off your top?

3. Können Sie Ihre Hose ausziehen?
Can you please take off your pants?

4. Können Sie ihren Rock ausziehen?
Can you please take off your skirt?

5. Legen Sie sich auf den Rücken
Lie down on your back

6. Legen Sie sich auf den Bauch
Lie down on your stomach

7. Legen Sie sich auf die rechte Seite
Lie down on your right side

8. Legen Sie sich auf die linke Seite
Lie down on your left side

9. Kopf hier, bitte
This is for your head

10. Wollen Sie eine Decke?
Would you like a blanket?

11. Ist Ihnen kalt ?
Are you cold?

12. Ist Ihnen zu warm?
Are you too warm?

13. Legen Sie den rechten Arm runter
Put your right arm down

14. Legen Sie den rechten Arm hoch
Put your right arm next to your head

15. Legen Sie den rechten Arm am Körper entlang
Align your right arm alongside your body

16. Legen Sie den linken Arm runter
Put your left arm down

17. Legen Sie den linken Arm hoch
Put your left arm next to your head

18. Legen Sie den linken Arm am Körper entlang
Align your left arm alongside your body

19. Setzen Sie sich hin, bitte
Sit down please.

20. Schulter locker lassen
Relax your shoulders

21. Nach vorne schauen
Please look straigt ahead

22. Tut es weh?
Does it hurt?

23. Tue ich Ihnen weh?
Do I hurt you?

24. Zeigen Sie mir wo es weh tut
Show me where it hurts.

25. Ist der Druck gut?
Is the pressure ok?

26. JA ?
Yes?

27. NEIN?
No?

28. Stärker ?
Harder?

29. Schwächer ?

Softer?

30. Besser?

Better?

31. Schlechter?

Worse?

Manuelle Therapie

Manual therapy

1. Ziehen Sie sich aus bitte
Please get undressed

2. Können Sie Ihr Oberteil ausziehen?
Can you please take off your top?

3. Können Sie Ihre Hose ausziehen?
Can you please take off your pants?

4. Können Sie ihren Rock ausziehen?
Can you please take off your skirt?

5. Wo haben Sie Schmerzen?
Where does it hurt?

6. Ist es besser geworden seit der letzten Behandlung?
Has it improved since the last treatment?

7. Ist es schlechter geworden?
Has it gotten worse?

8. Haben Sie jetzt mehr Schmerzen?
Has the pain increased?

9. Haben Sie jetzt weniger Schmerzen?
Has the pain gotten less?

10. Wo sind jetzt die Schmerzen?
Where does it hurt now?

11. Stehen Sie auf ein Bein
Stand on one leg please.

12. Jetzt auf das andere Bein stehen
Please stand on the other leg now.

13. Stehen Sie auf die Fersen
Stand on your heels

14. Stehen Sie auf die Fußspitzen
Stand on your tiptoes

15. Setzen Sie sich hin
Sit down please

16. Machen Sie sich rund
Round your back

17. Kopf einrollen
Put your chin to your chest

18. Zieht es?
Does it pull?

19. Ist es schmerzhaft?
Is it painful?

20. So weniger ?
Is the pain less now?

21. So mehr?
Is the pain worse now?

22. Besser ?
Better?

23. Schlechter?
Worse?

24. Heben Sie den Kopf
Put your head back

25. Kopf nach oben / nach oben schauen
Lift your head up, look up

26. Kopf nach unten / nach unten schauen
Put your head down, look down

27. Kopf nach links drehen
Turn your head to the left

28. Kopf nach rechts drehen
Turn your head to the right

29. Kopf nach links neigen
Tilt your head to the left

30. Kopf nach rechts neigen
Tilt your head to the right

31. Locker lassen
Relax

32. Nicht helfen, ich mache die Bewegung, Sie lassen locker
Do not help. I will do the movements, you relax

33. Arme hoch
Put your arms up

34. Rechter Arm hoch
Put your right arm up

35. Rechter Arm runter

Put your right arm down

36. Linker Arm hoch

Put your left arm up

37. Linker Arm runter

Put your left arm down

38. Bein beugen

Bend your leg

39. Bein strecken

Extend your leg

40. Knie beugen

Bend your knee

41. Knie strecken

Extend your knee

42. Bein heben
Lift your leg

43. Legen Sie sich auf den Rücken
Lie on your back

44. Legen Sie sich auf den Bauch
Lie on your stomach

45. Legen Sie sich auf die rechte Seite
Lie on your right side

46. Legen Sie sich auf die linke Seite
Lie on your left side

47. Kopf hier, bitte
Put your head here, please

48. Setzen Sie sich hin
Sit down

49. Machen Sie die Bewegung leicht mit.
   Please participate with ease

50. Drücken Sie gegen meinen Widerstand
   Press against my resistance

51. Drücken Sie stärker
   Press harder

52. Drücken Sie leichter
   Press not so hard

53. Das ist eine Übung für Zuhause
   This is an exercise to do at home

54. Beine aufstellen
   Bend your legs and pull your knees to your thighs

55. Bauch anspannen
   Tighten your Abdomen

56. Po anspannen
Squeeze your buttocks

57. Beine anspannen
Tense your legs

58. Arme anspannen
Tense your arms

59. Entspannen
Relax

60. Es kann sein, dass es ein Bißchen weh tut
It might hurt a little

61. Ich zeige es Ihnen, dann machen Sie es nach
I will show you first, then you repeat

62. Machen Sie 3 Serien à 10 Wiederholungen
Do 3 sets with 10 repetitions

63. Machen Sie 3 Serien à 15 Wiederholungen
Do 3 sets with 15 repetitions

64. Machen Sie 3 Serien à 20 Wiederholungen
Do 3 sets with 20 repetitions

65. Machen Sie 3 Serien à 30 Wiederholungen
Do 3 sets with 30 repetitions

66. 1 mal die Woche
Once a week

67. 2 mal die Woche
Twice a week

68. 3 mal die Woche
Three times a week

69. 1 mal pro Tag
Once a day

70. 2 mal pro Tag

Twice a day

71. 3 mal pro Tag

Three times a day

72. Machen Sie die Übung vor dem Spiegel

Do the exercise in front of a mirror

73. Sitzen Sie vor dem Spiegel

Sit down in front of a mirror

74. Stehen sie vor dem Spiegel

Stand in front of a mirror

75. Das darf nicht weh tun

It is not supposed to hurt

76. Das darf nicht passieren

This is not supposed to happen

PNF

PNF

1. Legen Sie sich auf den Rücken

Lie on your back

2. Legen Sie sich auf den Bauch

Lie on your stomach

3. Legen Sie sich auf die rechte Seite

Lie on your right side

4. Legen Sie sich auf die linke Seite

Lie on your left side

5. Kopf hier, bitte

Put your head here, please

6. Ich zeige Ihnen wie die Bewegung aussehen soll

I will show you what the movement should look like

7. Ich mache die Bewegung, Sie lassen den Arm locker

I will do the movement, relax your arm

8. Ich mache die Bewegung, Sie lassen das Bein locker

I will do the movement, relax your leg

9. Jetzt drücken Sie gegen meinen Widerstand

Press against my resistance now

10. Finger, Hand aufmachen

Open your hand and extend your fingers

11. Finger, Hand zumachen

Close your hand aroung mine

12. Ellbogen strecken

Extend your arm

13. Ellbogen beugen

Bend your elbow

14. Bein hoch

Put your leg up

15. Bein runter
Put your leg down

16. Bein in die Richtung anspannen
Tense your leg in this direction

17. Knie beugen
Bend your knee

18. Knie strecken
Extend your knee

19. Hüfte beugen
Bend your hips

20. Hüfte strecken
Extend your hips

21. Entspannen / locker lassen
Relax

22. Mehr
More

23. Weniger
Less

24. Stärker
Harder

25. Schwächer
Softer

26. Langsamer
Slower

27. Schneller
Faster

28. Nach oben drücken
Press upward

29. Nach unten drücken
Press downward

30. Jetzt in die andere Richtung
Now in the other direction

31. Richtung gegenüberliegende Schulter

Towards your opposite shoulder

32. Richtung gegenüberliegende Hüfte

Towards your opposite hip

33. Richtung Ohr

Towards the ear

34. Richtung Nase

Towards the nose

35. Richtung Fenster

Towards the window

36. Richtung Tür

Towards the door

37. Richtung Wand

Towards the wall

38. Richtung Uhr

Towards the clock

Mulligan

Mulligan

1. **Zeigen Sie mir bei welcher Bewegung sie Schmerzen haben**

   Show me which movement causes the pain

2. **Lassen Sie locker**

   Relax

3. **Machen Sie jetzt die Bewegung noch einmal**

   Repeat the movement once more

4. **Ist es besser?**

   Is it better?

5. **Haben Sie Schmerzen bei Treppenhochsteigen ?**

   Do you have pain going upstairs?

6. **Haben Sie Schmerzen bei Treppenruntersteigen ?**

   Do you have pain going downstairs?

7. Ist es besser so?

Is it better like this?

8. Sie dürfen keine Schmerzen haben, wenn es weh tu sagen Sie Stopp.

You are not supposed to be in pain. Please say Stop if it hurts

9. Wenn der Gurt weh tut lege ich ein Polster zwischen Ihnen und dem Gurt.

If the strap hurts, I can put a pad between you and the strap

10. Daheim können Sie diese Übung mit einem Handtuch machen

You can do this exercise with a towel at home

11. Daheim können Sie diese Übung mit einem Theraband machen

you can do this exercise at home with an elastic band

12. Daheim können Sie diese Übung mit einem Stab machen

You can do this exercise at home with a stick

13. Den Ball können Sie im Sportgeschäft kaufen.

The ball can be purchased at a sporting goods store

14. Das Theraband können Sie im Sportgeschäft kaufen.

The elastic band can be purchased at a sporting goods store

15. Es soll rot sein

It should be red

16. Es soll grün sein

It should be green

Übungen

Exercises

1. Beugen
Bend

2. Strecken
Extend

3. Anspannen
Flex

4. Entspannen
Relax

5. Gesäß nach hinten
Move your buttocks backwards

6. Bauch anspannen / angespannt lassen
tense your abdomen / do not relax

7. Bleiben Sie so ein Paar Sekunden, dann entspannen
Remain like this for a few seconds, then relax

8. Es darf keine Bewegung stattfinden
Do not move

9. Das ist für die Koordination
This is for your coordination

10. Machen Sie 3 Serien à 10 Wiederholungen
Do 3 sets with 10 repetitions

11. Machen Sie 3 Serien à 15 Wiederholungen
Do 3 sets with 15 repetitions

12. Machen Sie 3 Serien à 20 Wiederholungen
Do 3 sets with 20 repetitions

13. Machen Sie 3 Serien à 30 Wiederholungen
Do 3 sets with 30 repetitions

14. Machen Sie Pause zwischen den Serien
Take a break between the sets

15. Ein Paar Sekunden
A few seconds

16. Ein Paar Minuten
A few minutes

17. Wieviel?
How many

18. 1 mal die Woche
Once a week

19. 2 mal die Woche
Twice a week

20. 3 mal die Woche
Three times a week

21. 1 mal pro Tag
Once a day

22. 2 mal pro Tag
Twice a day

23. 3 mal pro Tag
Three times a day

24. Machen Sie die Übung vor dem Spiegel
Do the exercise while standing in front of a mirror

25. Sitzen Sie vor dem Spiegel
Sit in front of the mirror

26. Stehen sie vor dem Spiegel
Stand in front of the mirror

27. Das ist für die Kräftigung
This is for strengthening

28. Zuhause jeden Tag machen

Do it at home every day

29. Machen Sie die Übungen vor dem Spiegel damit Sie sich korrigieren können

Do the exercise in front of the mirror so that you can correct yourself

30. Das darf nicht passieren

This is not supposed to happen

31. Das ist falsch

This is wrong

32. So ist es richtig

This is correct

33. Langsam

Slow

34. Langsamer

Slower

35. Schnell

Fast

36. Schneller

Faster

37. Nicht ruckartig

Don't jerk

38. Sie dürfen keine Schmerzen bei den Übungen haben.

Your are not supposed to be in pain during the exercise

39. Wenn Sie Schmerzen haben, während Sie die Übungen machen, lassen Sie die Übung sein und sagen es mir das nächste Mal.

If you are in pain doing the exercise please stop and tell me next time you are here.

40. Haben Sie die Übungen gemacht?

Did you do the exercises?

41. Haben Sie dabei Schmerzen gehabt?
Did you feel any pain?

42. Zeigen Sie mir wo Sie Schmerzen hatten
Show me where it hurt?

43. Zeigen Sie mir wie Sie die Übung machen.
Show me how you do the exercises?

44. Stehen sie auf dem rechten Bein
Stand on your right leg

45. Stehen sie auf dem linken Bein
Stand on your left leg

46. Stehen sie auf einem Bein
Stand on one leg

47. Das ist für das Gleichgewicht
This is for balance

48. Versuchen Sie nicht zu wackeln

Try not to move

49. Diese Bewegung können Sie in den Alltag einbauen

Try to include this exercise in your daily routine

Gangschule

Gait training

1. Stehen Sie gerade

Stand straight

2. Machen Sie kleinere Schritte

Take smaller steps

3. Machen Sie größere Schritte

Take bigger steps

4. Machen Sie regelmäßige Schritte

Take regular steps

5. Den Fuß abrollen

Roll your foot from heel to toe

6. Zuerst auf Ferse, dann rollt der Fuß, dann drücken Sie den Fuß vor mit dem Vorfuß

First on your heel, roll your foot, then press your foot forward to your toes

7. Die Gehstütze gehen mit dem kranken Bein zusammen.

The crutch goes on the same side as your injured leg

8. Arme locker am Körper pendeln lassen

Swing your arms loosely by your body

Lymphdrainage

Lymphatic drainage

1. **An diesem Arm darf man kein Blutdruck messen oder Spritzen**

   The blood pressure cannot be taken on this arm nor can blood be drawn

2. **Sie sollen sich möglichst nicht verletzten**

   Preferably you should not get hurt

3. **Sie dürfen nicht heiß baden oder zu lange in der Sonne liegen**

   You are not allowed to take a hot bath or lie in the sun for too long

4. **Wenn Sie einen schmerzhaften Ausschlag haben, gehen Sie sofort zum Arzt.**

   If you have a painful rash, see a doctor immediately

5. **Legen Sie oft, mehrmals pro Tag die Beine hoch**

   Put your legs up multiple times per day

6. Legen Sie oft, mehrmals pro Tag das Bein hoch

Put your leg up several times a day

7. Legen Sie oft, mehrmals pro Tag den Arm hoch

Put your arm up multiple times a day

8. Haben Sie einen Kompressionsstrumpf ?

Do you have a surgical stocking?

9. Haben Sie Kompressionsstrümpfe?

Do you have surgical stockings?

10. Den Strumpf müssen Sie jeden Tag tragen

You have to wear the stocking every day

11. Die Strümpfe müssen Sie jeden Tag tragen

You have to wear the stockings every day

12. Den Strumpf müssen Sie Tag und Nacht tragen

You have to wear the stocking night and day

13. Die Strümpfe müssen Sie Tag und Nacht tragen
You have to wear the stockings night and day

14. Sie sollen keine einengende Kleidung tragen.
You shouldn't wear tight-fitting clothes

15. Legen Sie sich auf den Rücken
Lie on your back

16. Drehen Sie sich auf den Bauch
Lie on your stomach

17. Können Sie sich auf den Bauch legen oder wollen Sie lieber sitzen?
Can you lie on your stomach or would your rather sit?

18. Sitzen?
Sit?

19. Bein aufstellen
Put one leg up

20. Beine aufstellen
Put both legs up

21. Ein Bisschen zu mir rutschen
Slide a little towards me

22. Rutschen Sie nach links
Slide to the left

23. Rutschen Sie nach rechts
Slide to the right

24. Rutschen Sie kopfwärts
Slide up

25. Rutschen Sie fußwärts
Slide down

26. Tut es weh?
Does it hurt?

27. Es darf nicht weh tun
It shouldn't hurt

Elektrotherapie

Electrotherapy

1. Ich werde 2 Elektroden anlegen

I will attach 2 electrodes

2. Ich werde 4 Elektroden anlegen

I will attach 4 electrodes

3. Es fließt noch kein Strom

There is no electricity yet

4. Ich drehe den Strom langsam hoch

I will increase the electricity slowly

5. Sie sagen es mir sobald Sie Strom spüren

Tell me, as soon as you feel the electricity

6. Spüren Sie den Strom?

Do you feel the electricity?

7. Es soll angenehm sein

It should be comfortable

8. Ist es angenehm?

Is it comfortable?

9. Sie sollen den Strom nur ganz leicht spüren

You should feel the electricity only slightly

10. Jetzt drehe ich den Strom runter bis Sie ihn nicht mehr spüren

I will turn down the electricity until you can't feel it anymore

11. Es dauert circa 10 Minuten

It will take about 10 minutes

12. Es dauert circa 15 Minuten

It will take about 15 minutes

13. Es dauert circa 20 Minuten

It will take about 20 minutes

14. Wenn es fertig ist, komme ich und mache die Elektroden weg.

I will take off the electrodes once it is finished

15. Wenn Sie ein Problem haben, rufen Sie mich.

If you have a problem, call me

16. Ich bin nebenan

I will be next-door

Beckenboden Gymnastik

Pelvic floor exercises

Kurz

1. **Der Beckenboden ist der Muskel der zwischen Schambein und Steißbein ist.**

   The pelvic floor is the muscle between your pubic bone and your tailbone

2. **Seine Aufgabe ist hauptsächlich die Öffnungen, die sich da befinden zu schließen.**

   Its function is mainly to close the openings there

3. **Er arbeitet mit den Bauchmuskeln und mit dem Zwerchfell zusammen.**

   It works together with you abdominal muscles and your diaphragm

4. **Deshalb muß man diese Muskeln auch mitarbeiten lassen um den Beckenboden zu kräftigen.**

   In order to strengthen your pelvic floor you have to use these muscles as well

5. Versuchen Sie den Beckenboden anzuspannen indem Sie so anspannen wie wenn Sie aufs Klo müssten, es aber nicht könnten.

Try to tense your pelvic floor, acting like have to use the bathroom but you can't go

Lang

1. Der Beckenboden ist der Muskel der sich zwischen rechter und linker Sitzbeinhöcker, Steißbein und Schambein befindet.

The pelvic floor is the muscle between ischial tuberosities, pubic and tailbone

2. Der Beckenboden trägt wesentlich dazu bei, dass Sie Ihren Urin- und Stuhlabgang kontrollieren können. Durch regelmäßiges Training können Sie einer Inkontinenz vorbeugen oder bestehende Probleme günstig beeinflussen.

The pelvic floor helps to control the function of urinating and bowel movement. With regular training you can prevent incontinence or lessen exiting problems

3. Weiterhin bietet der Beckenboden den inneren Bauchorganen Halt und stützt sie von unten. Daher können Sie mit einem Becken-bodentraining Senkungsbeschwerden entgegenwirken.

In addition, the pelvic floor holds and supports the organs in your abdomen. That's why regular pelvic floor training works against prolapse problems

4. Um diese Aufgaben erfüllen zu können, arbeitet der Beckenboden zusammen mit der Bauchmuskulatur und dem Zwerchfell, dem wichtigsten Atemmuskel.

To fulfill these functions, the pelvic floor works with the abdominal muscles and the diaphragm, which is the most important respiratory muscle

5. Deshalb muß man diese Muskeln auch mitarbeiten lassen um den Beckenboden zu kräftigen.

In order to strengthen your pelvic floor you have to use these muscles as well

6. Versuchen Sie, die Beckenbodenmuskulatur anzuspannen indem Sie sich vorstellen daß Sie Ihren After und Ihre Scheide verschließen.

Try to tighten your pelvic floor, imagining closing your vagina and anus

7. Versuchen Sie den Beckenboden anzuspannen indem Sie so anspannen wie wenn Sie aufs Klo müssten, es aber nicht könnten.

Try to tighten your pelvic floor, acting like have to use the toilet but you can't go

8. Tief einatmen, beim langsamen Ausatmen Bauch anspannen.

Inhale deeply. Exhale slowly tensing your abdominal muscles

9. Ich zeige es Ihnen, dann machen Sie es nach.

I will show you, and then you do it

Atemtherapie

Breathing therapy

1. Atmen Sie durch die Nase ein
Inhale through your nose

2. Atmen Sie durch den Mund aus
Exhale through your mouth

3. Ich mache es vor, Sie machen es nach.
I will show you, and then you do it

4. Langsam
Slowly

5. Langsamer
Slower

6. Schnell
Fast

7. Schneller
Faster

8. Tief
Deeply

9. Tiefer
Deeper

10. Oberflächig
Casual

11. Oberflächiger
More casually

12. Atmen Sie mehr in den Bauch
Inhale more into your abdomen

13. Der Bauch soll dicker werden wenn Sie einatmen
Your abdomen should expand when inhaling

14. Legen Sie die Hände auf den Bauch

Put your hands on your abdomen

15. Legen Sie die Hände auf den Brustkorb

Put your hands on your ribcage

16. Ihre Hände sollen vom Bauch bewegt werden wenn Sie einatmen

Your hands should be moving on your abdomen when inhaling

Nützliches

Useful

1. Guten Tag
Hello

2. Tschüss
Goodbye

3. Bitte
Please

4. Danke
Thank you

5. Locker lassen
Relax

6. Tut es weh?
Does it hurt?

7. Ist es besser so?
Is it better now?

8. Stärker?
Harder?

9. Ja
Yes

10. Nein
No

11. Es tut mir Leid, ich verstehe Sie nicht
I'm sorry, I can't understand you

Schlusswort

Ich bedanke mich herzlich bei allen, die mir geholfen haben, diese "Little Physio-Serie" zu schreiben.

Danke an die Übersetzer, die Korrektur-Leser.

Vielen herzlichen Dank an meine Familie und an meine lieben Freunde, die mitgewirkt haben.

Danke auch an diejenigen, die ihre Stimme für die App und für die Videos geliehen haben.

Der größte Dank geht an meinem Mann, für alles was er für die Little Physio App gemacht hat und für den Rest auch...

Danke an Sie, die mein Buch oder meine Bücher gekauft haben :)

Wenn Ihnen dieses Buch gefällt, würde ich mich sehr freuen, einen netten Kommentar von Ihnen auf der Amazon-Seite zu lesen.

Literaturverzeichnis

Little Physio Serie:

Deutsch => Französisch
Deutsch => Englisch
Deutsch => Spanisch
Deutsch => Italienisch
Deutsch => Türkisch

The Big Little Physio:

Deutsch => Französisch, Englisch, Spanisch, Italienisch, Türkisch

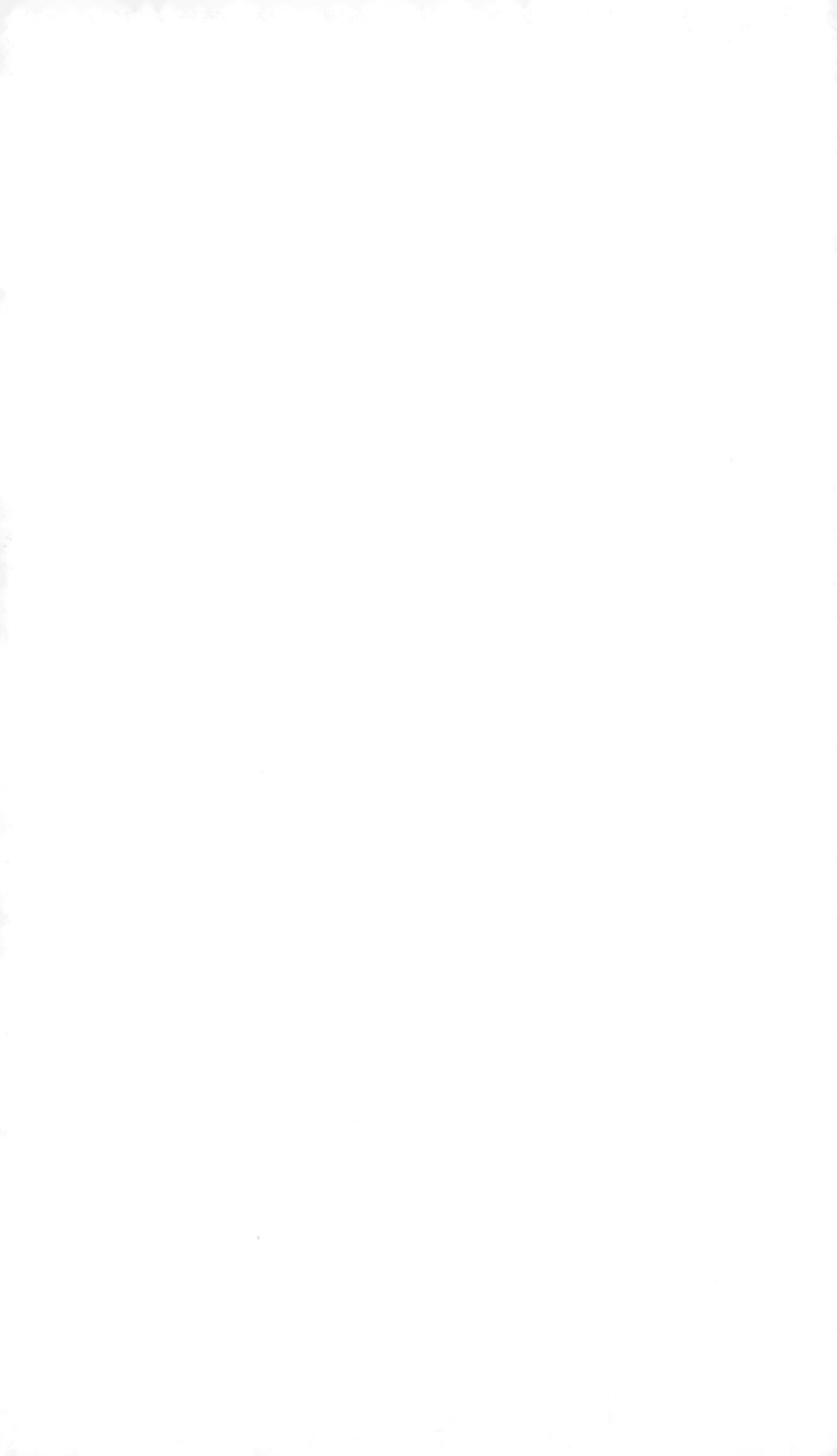

www.ingramcontent.com/pod-product-compliance
Lightning Source LLC
Chambersburg PA
CBHW071801170526
45167CB00003B/1129